AF312818

LES
EAUX ACIDULES DES VOSGES

ET

DE LA FORÊT-NOIRE

AU

POINT DE VUE DE LEUR HISTOIRE SCIENTIFIQUE

(depuis 1550 jusqu'à 1789)

PAR

LE DOCTEUR KIRSCHLEGER

professeur à l'École supérieure de pharmacie de Strasbourg et agrégé à la Faculté de médecine.

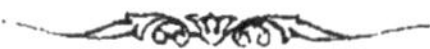

STRASBOURG

TYPOGRAPHIE DE G. SILBERMANN, PLACE SAINT-THOMAS, 3.

1863

EAUX ACIDULES DES VOSGES

ET

DE LA FORÊT-NOIRE

AU POINT DE VUE DE LEUR HISTOIRE SCIENTIFIQUE.

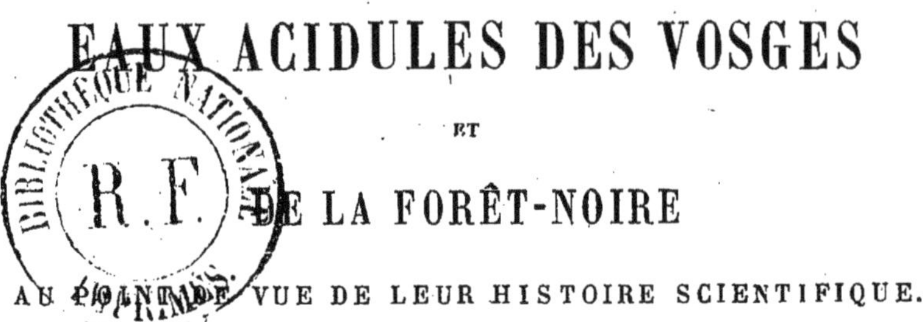

AVANT-PROPOS.

L'antique et vénérable *Université* de Strasbourg, pendant sa durée presque biséculaire, s'est distinguée par la plus solide érudition et par les recherches les plus consciencieuses.

Plusieurs de nos collègues de l'Académie actuelle ont cherché à mettre en relief les œuvres de nos savants prédécesseurs. Ainsi M. le professeur Michel nous a révélé les travaux chirurgicaux au sein de l'*Université* strasbourgeoise. Dans la *Flore d'Alsace* nous avons consacré une centaine de pages à l'histoire de la botanique sur les bords du Rhin.

En lisant les traités modernes sur les eaux minérales, nous avons remarqué que les auteurs contemporains avaient jugé assez légèrement les auteurs anciens ; nous avons donc pensé que l'histoire des *eaux acidules* offrirait assez d'attraits pour nous engager à tenter un travail d'investigations rétrospectives.

Nous avons divisé notre travail en deux parties :

1° Nature chimique et physique des eaux ;

2° Leur origine géologique ;

La question thérapeutique, pharmaco-dynamique et clinique restera en dehors de nos considérations, ou du moins si nous y touchons, ce ne sera qu'accidentellement.

Il nous resterait bien encore à traiter la question des eaux acidules au point de vue topographique, balnéaire et architectural, à parler des avantages sociaux qu'on trouvait, il y a deux à trois siècles, dans chaque bain ; mais ces choses-là, fort intéressantes sans doute à bien des égards, devront céder le pas à des considérations plus hautes. C'est donc plus particulièrement aux vicissitudes de l'esprit humain dans son évolution ou sa marche dans la voie du progrès scientifique, que nous désirons nous attacher. Nous nous garderons bien de reprocher aux savants du seizième et du dix-septième siècle de n'avoir pas su ce que nous savons aujourd'hui. Notre critique se manifestera quelquefois par une bienveillante ironie, mais nous éviterons de nous servir des armes du sarcasme ou de la raillerie, dont il serait si facile de faire usage contre des opinions que nous taxons aujourd'hui d'absurdes et de ridicules. Or ce serait une injustice, car c'est à nos devanciers que nous devons le progrès lent et assuré des sciences telles qu'elles existent aujourd'hui, et ils ont droit à notre reconnaissance autant qu'à notre respect.

PREMIÈRE PARTIE.

HISTOIRE CHIMIQUE ET PHYSIQUE DES EAUX ACIDULES DES VOSGES ET DE LA FORÊT-NOIRE.

Première époque. Seizième et dix-septième siècle.

Les traités d'hydrologie ne manquent pas, surtout depuis Heyfelder, de citer en tête de leurs ouvrages la liste des publications littéraires et scientifiques concernant soit un ensemble de sources, soit une source spéciale. Cette bibliographie est une excellente chose, en ce sens qu'elle indique les sources où l'auteur a puisé et qu'elle permet de consulter avec plus de fruit les auteurs cités ; mais ces listes bibliographiques ne nous éclairent nullement sur l'esprit qui a présidé à la rédaction de ces différents ouvrages. C'est donc à la recherche de cet esprit que tendront nos efforts.

Le premier auteur qui traite assez longuement des *eaux acidules*, c'est J. Günther, d'Andernach, médecin et professeur à Strasbourg, dans son *Commentaire des bains et des eaux médicinales*[1].

Dans six distiques latins, l'auteur explique le but de son livre[2].

---

[1] *Joannis Guintherii Andernaci medici, Commentarius de Balneis et aquis medicatis in tres dialogos distinctus. Argentorati (excudebat Theodosius Rihel, anno* MDLXV). Ces derniers mots entre parenthèses, se trouvent à la fin du livre.

[2] Voici le distique le plus saillant :

> *Quid fontes acidos reddat, quæ causa perennis*
> *Existat calidæ quæve tepentis aquæ.*

Dans une épître dédicatoire à l'archevêque-électeur de Trèves, Günther expose la haute importance thérapeutique des eaux minérales ; il dit, par exemple : « *Non enim satis est novisse quam isti fontes originem, vires et facultates habeant, sed etiam intelligere convenit quinam ex eis ad potum, qui vero ad balneos, aut qui ad utrumque sunt idonei.*» Günther déclare qu'il a beaucoup profité, pour la rédaction de son livre des travaux de George Agricola (1494-1555) et de Reinerus Solenander. Agricola était un homme d'un grand mérite, médecin, chimiste, métallurge, littérateur, historien. Sa latinité rivalisait avec celle d'Érasme, dont il était l'ami. Son principal ouvrage est un livre intitulé : *De re metallica.* Basil. 1546. Un autre traité est intitulé : *De natura eorum quæ effluunt ex terra*, 1546, que Günther a consulté avec beaucoup de fruit (*non parum adjumenti mihi attulerunt scripta Agricolæ*).

Günther, un des premiers, conçut l'idée des eaux minérales artificielles : « *Cogitavi me etiam operæ pretium facturum, si rationem et modum indicarim qua aliæ (aquæ) in illarum locum ex rebus fossilibus fingi possint.*» Günther divise son *Commentaire* en trois dialogues : dans le premier il parlera des eaux naturelles et factices ; dans le deuxième, des *eaux acidules et salines ;* dans le troisième, des bains d'eau douce.

Dans le premier dialogue, toute la chimie métallurgique et fossile d'Agricola est exposée ; ces doctrines ont duré pendant presque deux siècles, jusqu'à Fr. Hoffmann (1706-1730). Les choses souterraines sont : la *pierre* (lapis), le *métal* et le *suc liquide*, très-varié d'ailleurs et combiné au feu et au souffle (*halitus*) de la terre.

La pierre comprend le marbre, le roc dur et mou (*saxum durum et molle*), la pierre calcaire, le gypse, le grès etc. Les métaux sont : l'or, l'argent, le cuivre, le fer, le plomb, l'étain (le zinc n'était pas encore admis, quoique déjà connu de Paracelse). Les sucs de la terre sont : l'alun, le bitume, le sel, le nitre, le soufre.

Les eaux médicinales renferment deux ou plusieurs de ces matières : ainsi la même eau pourra contenir du soufre, du bitume, du nitre, du sel, du cuivre (*æs*), de la chaux, de l'alun. Le soufre et le bitume *ramollissent* et *résolvent ;* l'alun, le sel, le cuivre, le nitre sont *astringents ;* la chaux *échauffe*, le gypse *rafraîchit*, le plomb *dessèche* etc. C'est l'immixtion de ces matières qui change les eaux douces en eaux médicinales. Mais nulle part on n'expose clairement comment il faut s'y prendre pour reconnaître qu'une eau renferme de l'alun, du soufre, du sel, du nitre, de la chaux etc.; il est évident qu'au seizième siècle les naturalistes ne le savaient pas et qu'ils étaient obligés de se contenter de fictions.

A la p. 65 et suiv. se trouve l'exposé des sources spéciales. On

4

commence par les thermales : *Carlsbad* (*Aq. calid. Caroli IV in Bohemia*), *Baden* (*ad sylvam Martianam*), (*Aquæ infectæ sale copioso, alumine et sulfure*), *Wiesbaden*, *Ems*, *Eger*, *Baden*, en Suisse, *Baden*, en Autriche, *Louèche*, *Pfeffers*, *Plombières* (*aquæ quæ imbutæ plumbo, sulfure, alumine et nitro*), *Wildbad*.

Parmi les eaux tièdes rhénanes, Günther cite *Badenweiler* et la *Hub*.

Les eaux minérales froides (non acidules) des régions rhénanes, connues de Günther, sont : *Niederbronn* (*alumen, sulfur, œs*), *Wattwiller* (*sulfur et nitrum*), *Printzbach*, près du château de Geroldseck, derrière Lahr ; *Ribbad*, près Littenweiler, derrière Fribourg ; *Glotterbad*, à trois lieues de Fribourg ; *Zuckenthal*, à une lieue de Waldkirch.

Les acidules rhénanes, connues en 1565, sont : 1° *Antogast* (*acidulæ ex alumine, sulfure, chalcantho*) ; 2° *Gebersweiler* (*aquæ nitro et ferro infectæ*. « *In balneis ad ulcera sordida et alia cutis vitia fons efficax* »).

Günther n'en connaît pas d'autres dans nos régions, et il est plus que probable qu'il n'a pas visité les eaux de Gueberschwihr pour des motifs que nous indiquerons plus loin. Après Günther, dont d'ailleurs nous ne pouvons assez louer la probité, l'intelligence, le savoir, ainsi que l'élégance et la clarté du style (dans des matières aussi obscures), nous avons à signaler un travail sur les *Eaux minérales de l'Allemagne*, par Gallus Etschenreuter[1].

Ce livre n'est presque autre chose qu'une traduction de celui de Günther. Toutefois Etschenreuter mentionne sur la rive droite du Rhin quelques sources salines non signalées par Günther ; mais parmi les acidules, l'auteur ne cite qu'*Antogast* et *Gueberschwihr*. Pas plus que Günther, Etschenreuter n'a visité ce dernier endroit. Les eaux de *Griesbach*, *Petersthal* et *Rippoldsau* ne sont pas encore mentionnées par G. Etschenreuter.

Le troisième auteur balnéographe rhénan est Jac. Theodor, dit *Tabernæmontanus*[2] (très-connu en botanique pour son célèbre *Kreutterbuch*). Au point de vue chimique, Tabernæmontanus n'est pas plus avancé que Günther ; mais ce qui rend son livre impor-

---

[1] *Aller heylsamen Bæder und Brunnen, Natur, Kraft, Tugend und Würkung, so in Deutschlanden bekandt und erfahren*, von Gallus Etschenreuter, doctor medicinæ. *Strassburg* 1571, in-12.

[2] *New Wasserschatz das ist aller heylsamen metallischen und mineralen Bædern und Wassern, absonderlich von dem neuerstandenen Sauerbronnen zu Langenschwalbach und im Schwarzwald im löblichen Stifft Strassburg, im Sankt-Petersthal und der Greiszbach, bei dem Weiler Greiszbach gelegen. Francfort-am-Mayn*, in-12, 1re édit., 1584 (2e édit., 1605).

tant, c'est la narration de la découverte des eaux de Petersthal et de Griesbach, et de l'organisation (*Badeordnung*) de Rippoldsau. Il nous raconte que l'évêque Jean, de Strasbourg, l'envoya en 1579 dans la vallée de la Rench (dépendante de l'évêché) pour y examiner les nouvelles sources acidules trouvées en 1577 et 1578 à Peters-thal et à Griesbach. Le baron George de Schauenburg (près d'Ober-kirch) aida puissamment le docteur Tabernæmontanus dans ses recherches. Ce seigneur fut même un des premiers malades qui ressentirent les effets merveilleux de l'eau de Griesbach qui le guérit radicalement d'une dyspepsie tenace et d'un catarrhe chronique. En reconnaissance de sa guérison, le baron fit cons-truire une auge en grès, afin de mieux recéler l'eau[1]. Le peuple appela la source : « *Der Schauenburger Bronnen.*» Tabernæmonta-nus tout imbu, comme tous les savants du seizième siècle, des idées d'Agricola et de Günther, décréta que les eaux de Griesbach renferment les *subtilités du soufre, du fer, du sel, du vitriol et du bitume.*

La source de Petersthal, semblable à celle de Griesbach, fut achetée par le maître d'hôtel d'Antogast qui, redoutant une sé-rieuse concurrence, négligea complétement *Petersthal ;* c'est au point qu'en 1584 Tabernæmontanus dit qu'il serait bien dommage que cette eau tombât en désuétude.

Rippoldsau, en 1584, était parfaitement organisé depuis 1579 ; le prince de Fürstenberg l'avait honoré du titre de *Bain libre (ge-freites Bad).* Un excellent maître d'hôtel pourvoyait largement au confort des baigneurs : bons lits, bonnes chambres, bains propres, excellente table d'hôte (« *gute Schnabelweide,* » dit Tabern.). Les *sub-tilités* des eaux de Rippoldsau sont encore : *le fer, le soufre, le sel, le nitre, le bitume.* Rippoldsau était surtout fréquenté par les Strasbourgeois. — Tabernæmontanus, en parlant de Guebersch-wihr, copie simplement Etschenreuter et Günther.

Nous allons maintenant puiser à une source plus certaine, pour savoir ce qu'il en était des *eaux de Gueberschwihr* au seizième siècle. En 1598, parut un livre fort savant sur la *source admirable de Boll,* en Wurtemberg[2], par le docteur Jean Bauhin, un des plus illustres médecins-botanistes de l'époque et directeur du jardin

[1] *Er liess den Bronnen mit Blattsteinen feinlustig einfassen, und ein Eisengitter darüber machen.*

[2] *Historia novi et admirabilis fontis balneique Bollensis in Ducatu wir-tenbergico ; mandato Ill. principis Friderici Ducis Wirtenb. et Ticcensis, a Joanne Bauhino, Ill. et Celsi Elect. medico conscripto,* in-4°. *Montis-belgardi, anno MDXCIIX.*

Ce livre est orné du portrait de Jean Bauhin : dans la main droite il porte

du prince électeur à Montbéliard ; c'était un homme d'une érudition profonde et d'un savoir immense pour l'époque. Dans ce livre, plus spécialement destiné à la source admirable de Boll, l'auteur parle incidemment de presque toutes les sources médicinales connues, dont il préconise les propriétés merveilleuses. Ainsi, il mentionne à diverses reprises les eaux d'*Antogast*, de *Petersthal*, de *Griesbach*, de *Rippoldsau* et de *Geberschwihr* ; c'est de cette dernière seule que nous voulons parler, puisqu'elle intéresse plus spécialement l'hydrologie vosgienne. Au chap. XXXIV, Jean Bauhin traite des sources qui sont bonnes contre les affections de la poitrine (toux, asthme) ; il signale d'abord les eaux de Niederbronn et le travail d'Élisæus Rœsslin ; il dit ensuite que Rulandus recommande, parmi plusieurs autres sources, celle de Gebersweiler. Au chap. LII, p. 246, Jean Bauhin rappelle que Walter Rivius, dans son *Speculum sanitatis*, prétend qu'il existe à Gebersweiler, en Alsace, un bain chaud (*balneum calidum*) renfermant de l'alun, du nitre et du fer, ayant la propriété de briser les calculs des reins et de la vessie. Un autre auteur, Reinerus Solenander, dit : « En Alsace, non loin de Gebersweiler, il y a des *eaux chaudes* dans lesquelles on ne trouve pas les propriétés du soufre ; elles sont *alumineuses*, *nitreuses* et *ferrées* ; » tandis que Günther et Tabernæmontanus déclarent que ces eaux sont des *acidules froides*. Afin de s'assurer de la nature des eaux de Gebersweiler, Jean Bauhin se rendit, vers 1590, sur les lieux. Il n'y put trouver personne qui lui montrât la source (« *Neminem reperi qui mihi fontem demonstraret* ») ; et dans l'*Index* on lit : « *Hœ aquœ non reperiuntur*[1]. »

---

un œillet, de la gauche il touche un crâne, symboles de la botanique et de l'anatomie, sciences que Jean Bauhin professait.

[1] Nous avons vu que J. Bauhin, en 1590, avait vainement cherché la célèbre source minérale de Gebersweiler. Désireux de savoir ce que cette commune pouvait posséder encore en fait de documents relatifs à son eau minérale perdue, nous nous adressâmes à M. le maire de Gueberschwihr. Voici la lettre de cet honorable administrateur en réponse à nos questions :

« Gueberschwihr, le 26 février 1862.

« Monsieur,

« Par votre lettre du 15 du courant, vous désirez obtenir des renseignements relatifs à la source d'eau minérale qui a dû exister il y a quatre ou cinq cents ans à Gueberschwihr.

« Voici tout ce que je sais et tout ce que je puis répondre à vos différentes questions :

« Il existe encore dans cette commune un emplacement appelé vulgaire-

En 1627, parut à Strasbourg un assez gros livre in-12[1], sur les *eaux acidules*, et notamment sur celles de l'Alsace, par Melchior Sebitz fils, professeur à l'*Université de Strasbourg*. Ce livre est d'une très-belle et pure latinité; mais au point de vue chimique il n'offre absolument rien de remarquable; la question chimique n'a pas fait un pas depuis Günther. Ce sont des élucubrations thérapeutiques qui occupent la plus grande place. M. Sebitz, dans sa préface, fait preuve d'une vaste érudition tant ancienne que moderne; il emprunte à Aristote les idées philosophiques, et aux *Psaumes de David* les exclamations religieuses; il insiste sur cette pensée du Stagyrite : « *Partem mundi elementarem contiguam esse*

ment le *Badhof;* la maison dans laquelle la source était captée existe encore aujourd'hui, mais probablement elle a subi de grands changements; il ne s'y trouve aucune trace de construction par laquelle on pourrait juger que la source se trouvait dans tel ou tel autre endroit.

« Toute la population sait fort bien que des bains se trouvaient dans la commune, c'est ce qui est encore prouvé par un canton de la banlieue se trouvant au bas de la montagne, et qu'on nomme encore aujourd'hui *Oberbadacker* et *Unterbadacker*, c'est-à-dire champ des bains haut et bas. Dans les archives communales, il n'existe aucun titre relatif à cette source, et cependant on y trouve des pièces datant du treizième siècle.

« Pourtant, une seule de ces pièces en fait mention, et voici comment. Il paraît que la maison des bains se trouvant à Gueberschwihr appartenait autrefois à *Guillaume, évêque de Strasbourg*, ou peut-être aussi à ses prédécesseurs; celui-là, en 1541, date du contrat de vente, vendit cette maison à la commune de Gueberschwihr, moyennant 300 florins, pour le motif de l'abandon des bains. Ce titre est parfaitement conservé dans les archives communales et est daté du château d'Isenburg, près Rouffach.

« Je ne doute pas, Monsieur, qu'il n'existe peut-être dans les archives épiscopales, puisque c'était une propriété de l'évêque, soit des titres, soit des plans relatifs à cette source; mais tout ce que je peux vous dire, c'est qu'il n'existe absolument rien qui puisse faire découvrir cette source, à l'exception des noms de *Badhof* et de *Badacker*.

« Veuillez agréer, Monsieur, l'assurance de ma considération la plus distinguée.

Pour le maire,

« Aug. Hertzog fils. »

Il résulte de cette lettre, qu'en 1541 le *Badhof* fut vendu par l'évêque de Strasbourg à la commune, à cause de l'abandon des eaux minérales.

Il est hors de doute que Günther, Etschehreuter et Tabernæmontanus n'ont jamais visité la source de Gueberschwihr, et qu'ils n'en parlent que d'après des auteurs plus anciens qu'ils ne citent pas.

[1] *Dissertationum de acidulis sectiones duæ. 1º De acidulis in genere; 2º de ac. alsaticis in specie, auctore Melchiore Sebizio, med. doct. et prof., Reipubl. Arg. poliater, excudebat Christ. Glaser*, 1627, in-12, 716 pages très-bien imprimées.

œthereœ, ejusque virtutes ab hac regi et gubernari.» Voyant que tant de sources médicinales se rencontrent dans nos pays rhénans (qu'il confond sous le nom d'*Alsace*), M. Sebitz s'écrie : « *Felices et beatœ illœ regiones quibus adeo salubria et efficacia medicamina, liberalissima mater terra, divino jussu, e sinubus suis, velut uberibus, largiter effundit.*» Notre auteur s'occupe spécialement des eaux du massif du Kniebis et de la vallée de la Rench, qui faisait partie du domaine de l'évêque de Strasbourg. Au point de vue chimique il n'ajoute rien à l'exposition de J. Theodore, dit *Tabernœmontanus*, qu'il copie également sans aucune observation pour ce qui regarde les eaux acidules de Gebersweiler qui pourtant, en 1627, avaient cessé d'exister depuis de longues années. En général, la haute Alsace était fort peu connue des savants strasbourgeois des trois siècles précédents[1]. — Soulzbach, pas plus que Soulzmatt, n'étaient connus de Melchior Sebitz, quoique, dès 1616 et 1617, Mezius et Schenk aient publié des livres ou brochures sur ces deux eaux acidules.

Nous allons dire quelques mots de ces publications de Mezius et de Schenk, qui certes n'étaient jamais fort répandues, surtout celle de Mezius[2], dont les écrivains du dix-huitième siècle, Guérin, Haussmann, Beltz, ne purent se procurer un exemplaire (nous ne l'avons trouvé qu'à la bibliothèque Hermann). Dans ce livre, Mezius nous fait savoir que M. le baron de Schauenburg[3], auquel l'empereur d'Allemagne avait donné la petite ville forte de Sulzbach, en fief, avait invité le docteur Mezius à venir examiner les sources acidules découvertes à Sulzbach en 1603. Le baron, aidé du bailli Beck, de Wyhr, petite ville inféodée aux Rappolstein et située à une demi-lieue de Sulzbach, fit établir des auges en pierre et en chêne pour recueillir les diverses sources.

Une première source fut dédiée à l'archiduc Léopold ; une autre,

---

[1] Ainsi nous avons constaté (*Flore d'Alsace, Revue historique*) qu'au point de vue botanique, aucun botaniste strasbourgeois n'avait visité le ballon de Soulz avant 1757. Le Hoheneck leur était inconnu jusqu'en 1810.

[2] *Sulzbacher Haylquellbrunnens Vortrab, oder kürzlicher Bericht ettlicher new erfundenen Sauerbronnen zu Sulzbach, in dem berühmten volkreichen Gregorienthal elsäsicher Landschafft gelegen, sambt beigefügter kraftreicher Wirkung und derselben ordentlichen Gebrauch, von* J. J. Mezius (Metz), *Doct. Med. Taberno-Alsata, poliater zu Freiburg im Breisgau. Gedruckt zu Freiburg, 1616, in-18.*

[3] Nous voyons donc, une seconde fois, la famille des Schauenburg s'intéresser vivement aux succès des eaux acidules rhénanes : les Schauenburg, d'Oberkirch, au succès de Griesbach et de Pétersthal ; les Schauenburg, de Herrlisheim, à celui de Sulzbach.

plus forte et plus acidule, reçut le nom de *source de Rappolstein*.
Le duc Eberhard, de *Ribeaupierre*, et plusieurs de ses nobles
amis en avaient fait usage d'après le conseil de Mezius et s'en
étaient fort bien trouvés. Les nobles désignèrent encore cette
source par le nom de *Dintenbrunnen*, à cause de sa saveur atra-
mentaire, ce qui prouve que dès le commencement du dix-septième siècle la source était reconnue comme ferrugineuse.

Dès 1612, des hôtels s'élevèrent à Soulzbach, les nobles y me-
nèrent joyeuse vie. On établit des baignoires dans le bourg et on
cherchait l'eau à la source dans des tandelins (*Hochbüttig*). La so-
ciété des baigneurs s'accrut d'année en année, jusqu'en 1632,
époque où les malheurs de la guerre de Trente ans vinrent désoler
l'Alsace. Les affections morbides dont on cherchait à se débarras-
ser à Sulzbach, étaient principalement l'hypochondrie et la mélancolie[1], l'arthritis chronique, les vieux catarrhes de tout genre,
les diverses dermatoses psoriques, les dyspepsies etc. Dans les bi-
bliographies on cite encore une publication sur Sulzbach, datée
de 1617 et éditée à Bâle, ayant pour auteur un docteur J. G.
Schenk[2], le même qui a écrit la première notice sur Sulzmatt.

Nous n'avons pas pu mettre la main sur la notice de J. G.
Schenk, relative à Sulzmatt, mais Guérin, dans sa *Dissertation sur
les eaux minérales de l'Alsace* (1769), nous révèle tout ce qu'il y a
d'intéressant dans la brochure de Schenk sur Sulzmatt[3]. Ce que
nous trouvons d'abord de curieux dans cette notice, c'est que
Schenk déclare que les eaux de Sulzmatt étaient déjà connues au
quinzième siècle et qu'elles ont probablement apparu lorsque
celles de Guebersweiler ont cessé de couler (à 6 kilomètres nord
de Sulzmatt). Voilà donc établi que les eaux de Guebersweiler ont
cessé de sourdre au quinzième siècle, et pendant tout le seizième
une foule d'auteurs n'ont eu assez de formules louangeuses pour
prôner les vertus de ces *eaux de Gebersweiler* qui, selon les uns,
étaient thermales, selon d'autres, froides et acidules. On a donc
parlé pendant cent ans des merveilles d'une source, alors que depuis un siècle elle n'existait plus. Chaque auteur a copié son pré-
décesseur ; personne, excepté Jean Bauhin, ne s'est donné la
peine de visiter ces eaux et de constater leur existence ou plutôt

---

[1] On attribuait à l'esprit pétillant de ces eaux une vertu *exhilarante*.

[2] *Beschreibung der heilsamen Quelle zu Sulzbach*, von Dr Schenk, *von
Basel*, 1607. (Nous n'avons pas pu nous procurer cette publication, qui
d'ailleurs ne pourrait pas nous fournir plus de détails que Mezius.)

[3] Joh. Georg. Schenk, D^r méd.: *Salivallis Acetosella mineralis. Beschreibung eines mineralischen Sauerbronnens zu Sulzmatt. Basel* 1617, in-8°.

leur disparution. — D'ailleurs les eaux de Sulzmatt, du moins quelques-unes des sources, étaient connues de temps immémoriaux des pâtres et des bergers, qui avaient remarqué que leurs bestiaux buvaient de préférence l'eau des sources aigrelettes.

Enfin, au commencement du dix-septième siècle, un nommé Gros, de Sulzmatt, recueillit ces sources, qui acquirent bientôt une réputation populaire, d'abord dans le voisinage et puis dans toute la haute Alsace, réputation qui vint jusqu'aux oreilles (*commoverunt mentem*) de l'archiduc Léopold, évêque de Strasbourg, qui daigna envoyer à Sulzmatt des ingénieurs hydrologues[1]. Ceux-ci firent des recherches et des fouilles, et reçurent les sources dans des puits spéciaux, dont le plus spacieux fut réservé à la source dite *Sauerwasserbrünnlein*, la meilleure de toutes. On y puisait l'eau au moyen d'une pompe ; on appelait encore cette source : *die Hauptader* ou *Mutterader ; vena matrix*. Voilà les renseignements fournis par Schenk et répétés par Guérin.

La source dite *Kupferbrünnlein (fons cupreus)* n'était pas encore connue en 1617. La source dite *Purgierbrünnlein, oder die ælleste Tochter* (la fille aînée), avait également son puits dès 1617. De même, le *Schwefelbrünnlein, die jüngste Tochter* (la fille cadette) était renfermé dans une auge plus petite que celle des autres sources.

Schenk raconte encore que les habitants de Sulzmatt emploient l'eau minérale pour tous les usages de la vie ; elle leur tient lieu de sel dans la coction des aliments ; ils la boivent en toute circonstance, quand même le corps serait trop échauffé ; ils s'en sont toujours parfaitement bien trouvés.

Schenk déjà prétend que l'eau de Sulzmatt se conserve très-bien dans des vases clos et qu'elle supporte parfaitement le transport sans se décomposer, sans se troubler. Les vertus thérapeutiques attribuées par Schenk aux eaux de Sulzmatt sont les suivantes : excellente boisson dans les fièvres inflammatoires et bilieuses ; fort utile comme *exhilarante* et *résolutive* dans la mélancolie et l'hystérie. Quant aux idées chimiques et géologiques de Schenk, elles ne diffèrent pas de celles de Günther, de Tabernæmontanus et de Jean Bauhin, tous imbus des doctrines de G. Agricola, le génie géologique et chimique le plus éminent du seizième siècle après Paracelse, qui trop souvent n'était qu'un glorieux mystique et vantard.

Avant d'arriver à une époque plus positivement philosophique et scientifique, citons encore une publication sur Sulzbach, due au

---

[1] *Aquilegem et metallarios.*

docteur Scherb (Scherbius), de Colmàr[1] ; c'est un règlement bien ordonné, adressé aux *buveurs d'eau* et aux *baigneurs* fréquentant *les acidules* de Sulzbach. Cette brochure paraît avoir été très-rare au dix-huitième siècle, car ni Haussmann ni Beltz n'ont pu se la procurer. Nous en avons découvert deux exemplaires à la bibliothèque Hermann. Nous en avons donné une traduction libre dans la *Revue d'Alsace* de 1859.

Au point de vue géologique et chimique, Scherb nous apprend que la vertu des eaux de Sulzbach dépend essentiellement d'un *esprit subtil* de *vitriol martial ;* accessoirement on y rencontre un *alun purifié*, du *sel gemme*, de l'*argile blanche ;* ces matières minérales et l'*esprit vitriolique* s'y trouvent intimement combinés, en proportions mystérieuses et incompréhensibles. «Car, continue Scherb, on aurait beau faire digérer pendant des mois, dans de l'eau pluviale pure, de l'alun, du sel, de l'argile, du vitriol martial, on n'obtiendrait jamais l'admirable composition de l'eau de Sulzbach, jamais on ne parviendrait à reconstituer l'eau de cette merveilleuse source.» Ce qui est encore curieux dans la brochure de Scherb, c'est l'énumération des avantages gastronomiques, hygiéniques, sociaux que Sulzbach peut offrir au baigneur. Nous apprenons le menu de la table-d'hôte, les jeux (quilles, cartes, dés etc.) auxquels on peut s'adonner, le nombre des purgations obligatoires avant et après la cure. Aux malades indociles et rebelles on fait peur de la colère divine. Le bon Dieu, pour punir ces malheureux, rend inefficaces, à leur égard, les eaux minérales et tous les autres médicaments. Malheur donc à ceux qui osent transgresser ou négliger les préceptes et règlements posés par la sagesse des médecins !

Purgon n'aurait pas dit mieux que Scherb !

Deuxième époque. Dix-huitième siècle.

Le savant qui, au commencement du dix-huitième siècle, fit faire un progrès notable à l'analyse scientifique des eaux minérales, fut Frédéric Hoffmann, né en 1660, mort en 1743, professeur à Halle, un des médecins les plus illustres de l'Allemagne dans la première moitié du dix-huitième siècle. Son mémoire : *De methodo examinandi aquas salubres*, inséré dans ses *Dissertationes physico-medicæ* (Louvain 1708), devint un fanal pour tous les travaux analytiques relatifs aux eaux rhénanes au dix-huitième siècle.

---

[1] *Kurzer Unterricht vom Sauerbronnen zu Sulzbach, im Sankt-Gregorienthal, durch Medic. Doct.* Christian Scherb. *Colmar, bei* J. J. Decker, *königl. Typograph,* 1683, 32 pages in-8o.

Les idées fondamentales de F. Hoffmann sur les eaux minérales sont résumées dans l'*Histoire de la chimie* de Höfer (t. II, p. 234 et suiv.). L'idée que F. Hoffmann se fait de la cause qui produit les bulles et la saveur aigrelette des *acidules*, est celle-ci : les bulles et la saveur aigrelette sont dues à un *esprit élastique*, *aérien* ou *éthéré*, à un *spiritus mineralis* de nature acide ; car, dissous dans l'eau non alcaline, il rougit la teinture de *tournesol* ; c'est lui qui donne aux eaux la saveur *aigrelette*. F. Hoffmann apprend à connaître la présence du fer moyennant la poudre et l'infusion de noix de galle.

Les eaux ferrugineuses déposent leur *ocre* par l'ébullition. Une feuille de chêne, l'infusion des fleurs de grenadier dénotent également la présence du fer. C'est l'*esprit minéral* qui tient le fer en solution ; à mesure que celui-ci s'échappe de l'eau, l'ocre se précipite.

F. Hoffmann constate le sel de cuisine dans un grand nombre d'eaux : cristaux cubiques décrépitant sur les charbons ardents et fournissant l'esprit de sel quand on le traite par l'acide du nitre ou de l'huile de vitriol, produisant un trouble par la solution d'argent. Notre auteur est parvenu à constater la présence de l'alcali fixe minéral (carbonate de soude) dans la plupart des eaux acidules (le sirop de violette verdit) ; traité par le sel ammoniac, l'alcali fixe fait dégager l'alcali volatil ; il fait effervescence avec les acides ; avec l'acide vitriolique il produit le sel de Glauber ; fondu avec du soufre, il produit l'*hépar*. Hoffmann a enseigné non-seulement la présence dans les eaux de la chaux ou de la craie, mais encore de la magnésie blanche et du sel amer (*sal quoddam neutrum innominatum et fere incognitum*). La magnésie est pour lui une terre calcaire de nature alcaline, qui est sans saveur et que l'on obtient en traitant le *sel amer* par l'alcali fixe (carbonate de potasse ou de soude), et le *sel amer* est un sel neutre composé d'acide sulfurique et de cette terre calcaire alcaline nouvelle, car ce sel est très-soluble, *très-amer*, tandis que le gypse est insipide et à peine soluble[1].

Voyons maintenant comment F. Hoffmann a réagi sur nos auteurs balnéographes rhénans (alsaciens et badois[2]).

---

[1] Aujourd'hui, nous nous doutons à peine de la sagacité qu'il fallait en 1706 pour distinguer la magnésie de la chaux. Les successeurs immédiats de Fr. Hoffmann ont fait peu attention à cette découverte. Dans nos auteurs alsaciens nous n'en trouvons pas de traces avant 1779.

[2] Nous avons à mentionner un livre : Behr, D^r, *Mat. med.* Str. 1748, où se trouve un long chapitre sur les *eaux acidules*, entièrement écrit dans

La première source à mentionner est celle de Rippoldsau qui, après avoir cessé de sourdre pendant cinquante ans à la suite de travaux métallurgiques à coups de mines, fut retrouvée en 1714 et captée avec soin. Le prince de Fürstenberg chargea, en 1717, le docteur Hurter, de Schaffhouse, et le professeur Jean Bœckler, de Strasbourg, d'un rapport scientifique sur les sources nouvellement découvertes ou retrouvées. Les experts se rencontrèrent à Rippoldsau le 17 mai 1717, en compagnie de plusieurs conseillers du prince. Malheureusement ce qui a été publié du rapport[1] n'est destiné qu'aux laïcs; nous n'y trouvons pas de conclusions scientifiques. Néanmoins, ce que l'on dit fait voir que les experts étaient pénétrés de l'esprit de F. Hoffmann. On examina d'abord l'eau acidule au point de vue de ses propriétés physiques (saveur, odeur, couleur, aération, bulles d'air etc.), puis on fit des essais chimiques. On y ajouta des noix de galles, des infusions de fleurs de grenadier, du sirop de violette, de l'ammoniaque, de l'eau de chaux, des acides divers. On soumit l'eau à l'évaporation et à la distillation, on pesa le résidu salin, que l'on soumit à la fusion; on fit également des essais avec le limon jaune déposé au fond de l'auge, mais les conclusions scientifiques ne furent pas ajoutées[2].

Un autre travail, sorti de l'Université de Strasbourg, c'est celui du docteur J. J. Schürer, sur Soulz-les-Bains[3]. Schürer est tout imprégné de F. Hoffmann. Il admet ses idées sur l'*esprit vitriolique éthéré* qui tient le fer en dissolution; celui-ci se précipite sous forme d'ocre, dès que l'esprit s'est envolé. Schürer reconnaît l'existence du sel de cuisine, du sel de Glauber, de sels alcalins et même du sel amer. Schürer démontre que l'alun ne se trouve pas dans ces eaux. On possédait une sorte d'*hydromètre* (aréomètre) en 1726; on se sert du papier de tournesol; les réactifs employés sont : le *sublimé corrosif*, *l'eau de savon*, *l'acide nitrique et l'acide sulfurique*, *les coquilles d'huîtres calcinées*, *le sirop de violettes*, la *noix de galles*, *l'albumine de l'œuf, le sulfate de fer, de cuivre, de zinc, le carbonate de potasse, l'ammoniaque*; on éva-

---

l'esprit de F. Hoffmann; on y trouve une strophe qui résume l'idée de ce que les eaux acidules renferment : *Ein Eisen-vitriolisch Wesen, ein Salz das man alkalisch nennt, ein durchdringend zarter Geist.*

[1] Hurter et J. Bœckler : *Kurzer Bericht von dem wiederhervorgesuchten und theils neu erfundenen Ribelsauer Sauerbronnen*, in-4°, 1717.

[2] Ce n'est qu'en 1762 que J. Bœckler fils publia une analyse scientifique de Rippoldsau; nous allons l'examiner à son tour de rôle chronologique.

[3] *Descriptio balnei Sulzensis prope Molshemiam*, 1726 (voir Kirschleger et E. Kopp, Soultz les-Bains. *Gazette médicale de Strasbourg*, mai 1844).

pore, on pèse le résidu ; néanmoins il y a de l'obscurité dans les conclusions.

Cette dissertation a le mérite d'être entrée une des premières dans les voies de l'expérimentation.

Bussang. Le premier travail recommandable sur cette source acidule (située sur les confins de l'Alsace et de la Lorraine, dans la vallée de la Haute-Moselle), sortant d'une roche métamorphique grise (*Trapp*, *Grauwacke*, à une altitude de 800 mètres), est celui du docteur Bacher, de Thann [1]. Ce médecin jouissait d'une grande renommée : son livre fait preuve d'une remarquable sagacité, d'un esprit curieux et scrutateur. En parlant des eaux de Bussang, il se montre tout imbu des doctrines de F. Hoffmann. A Bussang aussi la légende fait remonter aux vaches la découverte de l'eau acidule.

« Cette eau, dit Bacher, est largement enrichie de l'*esprit minéral*, qui est l'*âme* de ces eaux, qui sont incorporées de substances *terrestres*, *salines* et *alcaliques*, et de *particules ferrugineuses*. C'est de cette quadruple incorporation que dépend la vertu de ces eaux pétillantes. Bouillies, elles perdent leurs propriétés et deviennent presque insipides. Évaporées, elles laissent un sédiment blanc, *alcalique*, *sel noble* par excellence. Une pinte (2 litres) fournit 60 grains (environ 3 grammes) de résidu. L'esprit de vitriol fait dégager de nombreuses bulles d'air. Le résidu de l'évaporation fait grande effervescence avec les acides. La teinture de noix de galle y fait naître une couleur rouge brun. Le sirop de violette verdit (preuve de la présence d'un alcali), l'huile de tartre ne produit pas de changement. Un dépôt ocracé s'attache aux parois et au fond de l'auge ou du bassin (donc il y a du fer). Sous la machine pneumatique, ces eaux commencent à entrer en ébullition; l'air extérieur ne pressant plus sur elle, l'esprit minéral prend le dessus. » De toutes ces expériences, Bacher conclut que l'eau de Bussang renferme : de l'*esprit minéral*, de l'*alcali* et des *particules ferrugineuses* admirablement incorporées dans l'eau-véhicule.

Il ne constate pas les parties terrestres, calcaires, vitrescentes, et ce qui nous frappe, c'est l'emploi du langage scientifique de F. Hoffmann, adopté également par la Faculté de Strasbourg et par tous ses disciples. A Paris, Hoffmann n'eut pas de peine à pénétrer. Toute l'ancienne chimie obscure de Günther, d'Andernach,

---

[1] *Traité des incorporations, vertus et propriétés des eaux minérales de Bussang, en Lorraine, nommées vulgairement Eaux aigres*, par le docteur Bacher, de Thann, in-8°, 1736 (*Livre très-rare. Bibl.* de la Faculté de médecine).

15

est entièrement abandonnée ; l'*alun*, le *nitre*, le *bitume*, le *soufre*
etc. ont disparu. Nous constatons un esprit scientifique nouveau
dont le règne va durer jusqu'en 1778, c'est-à-dire jusqu'à Bergmann, Scheele et Lavoisier.

Si nous revenons à Strasbourg, au laboratoire de J. R. Spielmann, nous trouvons une grande activité. Spielmann charge ses
élèves de l'analyse des eaux du Kniebis et de l'Alsace, et plusieurs
thèses ou *dissertations* sont soutenues à l'Université de Strasbourg
sur les eaux minérales, sous la présidence de R. Spielmann : *Niederbronn*, par Leuchsenring, 1753 ; *Holzbad*, par Kratz, 1760 ;
Sulzbach, par Haussmann, 1764 ; *Châtenois*, par Kürschner,
1760 ; Guérin traite de l'ensemble des eaux minérales d'Alsace,
1769 ; J. Bœckler défend une thèse sur *Rippoldsau et Petersthal*,
1762. Dans tous ces travaux se manifeste un esprit curieux de la
nature ; on cherche, on scrute avec une ardeur indicible ; malgré
cet esprit critique, on ne dépasse pas de beaucoup F. Hoffmann ;
néanmoins quelques nouveaux réactifs sont mis en œuvre, par
exemple la *lessive de sang*[1] (prussiate jaune). Au commencement on
ne repousse pas l'*esprit minéral* de F. Hoffmann. C'est un fait général que partout où l'esprit humain est poussé à bout, où la
science ne lui fournit plus rien, il a recours à des causes surna-
turelles, à des esprits. Toutefois nous trouvons déjà, dans la
thèse de Bœckler sur *Rippoldsau*, un véritable combat entre l'*esprit
minéral éthéré* de F. Hoffmann et l'*air surabondant* de Venel. Nous
allons exposer brièvement cette lutte.

Le principe qui, dans les *acidules* affecte si vivement notre goût
et qui est si fort qu'il rompt les vases clos dans lesquels il est renfermé, a été diversement jugé par les auteurs. F. Hoffmann l'appelle *Spiritus œthereus mineralis; Seip*[2] (de *Spiritu et sale aquarum*)
le considère comme un esprit de vitriol mêlé à une sorte de graisse
(*pinguedo*) minérale ; d'autres, à l'exemple de Venel (*Mém. des
Étr.*, II, p. 56, 1755), de Boulduc (*Mém. de l'Acad. roy. des sc.*,
1726), de Halès (*Statique vég.*, exp. 66), prétendent que cet esprit
n'est que de l'air (atmosphérique). «Quant à nous, continue Bœckler, nous y voyons un principe élastique retenant des matières
acides de nature vitriolique, capables de dissoudre des matières
terreuses et martiales, mais retenant en même temps de l'air atmosphérique qui se dégage sous forme de bulles susceptibles, par
leur accumulation et leur tension, de distendre des vessies, de

[1] *Blutlauge* des auteurs allemands.
[2] *Beschr. der Pyrmonter Mineralwasser*, 1756.

briser les bouteilles ou d'expulser au loin les bouchons avec explosion et détonation.»

Nous voyons donc ici un mélange des opinions de F. Hoffmann, de Venel, de Halès, mais on abandonne l'idée d'un esprit que l'on nomme ironiquement *spiritus sic dictus*. « Or, quand l'air a disparu par l'évaporation, le fer, dissous dans l'eau fraîche, se dépose sous forme d'ocre et les réactifs du fer n'en démontrent plus dans l'eau chauffée, qui a d'ailleurs perdu sa saveur acidule. »

«Qui ne verrait pas, continue Bœckler, que tous ces phénomènes proviennent de l'union de l'alcali avec l'acide? Celui-ci s'étant envolé avec l'air, il est clair que les bases terreuses ou métalliques doivent se précipiter et troubler la transparence de l'eau. Une chose reste encore inexplicable, c'est que l'eau acidule continue à être aigrelette et pétillante pendant bien longtemps dans un vase parfaitement clos, tandis que de l'alcali (carbonate de soude) et un acide, mélangés, produisent une effervescence rapide, sans durée. Toutefois ce fait ne doit pas nous engager à renoncer à notre théorie, qui nous paraît claire comme le jour. Le vin de Champagne conserve aussi bien longtemps son air qui a été produit par la transfiguration des fluides fermentés.»

Comme on le voit, Bœckler renonça à l'*esprit éthéré minéral* de F. Hoffmann ; il le remplaça par l'air atmosphérique uni à un acide, sur la nature duquel il n'était pas bien édifié, mais qu'il croyait être de nature vitriolique.

Deux ans après la thèse de Bœckler vint celle de Haussmann[1] sur *Sulzbach*. Celui-ci s'exprime presque de la même manière critique sur l'esprit *crénique* de Hoffmann. Il dit : « L'impression de l'eau acidule est toute semblable à celle exercée sur la langue et les narines par le vin de Champagne. Un grand nombre d'auteurs (*plurimi*) attribuent cet effet à un *esprit éthéré*, mais aujourd'hui (1764) ce mot n'a plus de sens et a perdu toute signification ; avec Venel nous considérons cet esprit comme de l'air atmosphérique *surabondant*, uni à un acide vitriolique *subtil*, qui est entraîné avec l'air, soit que l'on chauffe l'eau acidule, soit qu'on l'expose seulement dans des vases ouverts.»

Ainsi, au lieu d'un *esprit*, nous avons un acide vitriolique *subtil* qui dissout le fer et les terres absorbantes.

L'eau de chaux produit un nuage qui disparaît bientôt ; l'huile de tartre produit également un nuage léger qui se redissout immédiatement.

[1] *Acidularum Sulzbaciensium historia et analysis*, Dr Ch. Haussmann, 24 mars 1764.

Le foie de soufre détermine un précipité blanc de soufre. Avec l'huile de chaux (chlorure de calcium), précipité blanc insoluble dans l'eau.

La lessive de sang détermine une couleur bleuâtre. L'infusion de noix de galles produit un précipité lie de vin brunâtre. Voilà pour les réactifs connus en 1764 au laboratoire de R. Spielmann. Après avoir employé ces réactifs, Ch. Haussmann soumet l'eau à l'*évaporation* et à la *distillation*. Pendant l'évaporation il voit bientôt l'eau se troubler, il y distingue même des aiguilles anguleuses qui viennent se ramasser à la surface pour former *cuticule*. Ces aiguilles, appliquées sur la langue, sont insipides et paraissent être une matière terreuse unie à du sable. Après avoir enlevé cette croûte, on exposa le reste de l'eau-mère à la cristallisation et on obtint des cristaux de la forme d'un parallélogramme ou d'un rhombe. Après le dépôt de ces cristaux, l'eau-mère fut réduite à siccité : elle présentait alors une masse saline grisâtre très-hygroscopique ou déliquescente, attirant fortement l'humidité de l'air. Il y a donc dans l'eau de Sulzbach de la terre absorbante et vitrescente, de l'alcali minéral, du sel de Glauber et un sel peu cristallisable, déliquescent (chlorure de calcium et de magnésium), enfin des particules de fer.

Ce qui nous intéresse le plus, c'est qu'au laboratoire de R. Spielmann on avait brisé avec l'*esprit minéral*[1] des sources acidules, esprit remplacé par de l'air et un acide vitriolique subtil, volatil, s'échappant avec l'air. Ainsi, sans connaître encore l'acide carbonique, on remarqua pourtant que, dans les eaux acidules, la saveur était due à un air mélangé à un acide volatil que l'on ne pouvait pas caractériser d'une manière précise. On reconnut la présence de la terre calcaire, de la silice, du gypse, de l'alcali minéral, mais on ne distingua pas franchement la *magnésie* que Hoffmann avait découverte et constatée.

Parmi les balnéographes les plus célèbres de l'époque il faut compter J. Fr. Zückert[2], auteur d'une description systématique des *eaux minérales de l'Allemagne*. C'est un ouvrage classique exposant avec un certain bon sens critique l'état de la balnéographie scientifique en Allemagne au milieu du dix-huitième siècle. Nous y puiserons plus tard les opinions géologiques, mais pour le moment examinons-y la question relative à l'acide carbonique.

Zückert parle d'un esprit minéral acide ou esprit crénique vola-

---

[1] « *Spiritus qui ad non entia pertinet* » (Bœckler).

[2] J. Fr. Zückert, doct. méd. *Syst. Beschr. aller Gesundbr. und Bäder Deutschlands.* Berlin et Leipzig, in-4°, 1765.

til *(flüchtiger Brunnenspiritus)*. L'auteur dit que Hoffmann avait proposé une méthode pour le capter, en distillant avec soin une eau acidule.

Seip avait cru pouvoir capter cet esprit en le chassant du sel des sources *(Brunnensalz)* par la voie distillatoire, dans une cornue et un récipient; la liqueur obtenue est orange et produit des taches noires sur des ustensiles d'argent, elle sent le soufre; au moins l'eau de Pyrmont fournit ce singulier esprit orange (hydrogène sulfuré). On prouve que l'*esprit crénique* est de nature vitriolique; lorsqu'on ajoute quelques gouttes d'esprit de vitriol (acide sulfurique dilué) à une eau acidule troublée par l'ébullition, aussitôt l'eau redevient limpide. Néanmoins l'esprit minéral, quoique de nature sulfurique, est beaucoup plus subtil et plus volatil que l'esprit de vitriol ordinaire. Pourtant on admet (Hoffmann, Berger, Seip etc.) que ce sont les pyrites qui sont les générateurs de cet esprit vitriolique volatil. F. Hoffmann avait envisagé le *principe élastique éthéré* comme une partie de l'*éther universel*, celui qui remplit l'univers; ce principe est l'*âme des eaux minérales*, car dès qu'il s'est volatilisé, les eaux se corrompent; mais à côté de cet esprit, Seip admettait encore un esprit sulfurique subtil de nature acide, qui produit ordinairement une sorte d'ébriété. Cet esprit sulfurique volatil est quelquefois tellement violent que le garde des eaux à Eger, chargé de la propreté du puits, est souvent gravement incommodé et menacé de suffocation, comme les personnes qui descendent dans une cave où fermente le vin nouveau. Partant de là, quelques médecins naturalistes ont accusé l'esprit acide sulfurique élastique d'être un poison dangereux. L'esprit sulfurique peut se combiner avec les bases alcalines et terreuses et avec le fer, pour former des sels neutres; c'est pourquoi encore, dit Springsfeld[1], la volatilisation de cet esprit est la cause et non l'effet de la décomposition des eaux acidules. Voici encore un exemple de la logique scientifique des savants hydrographes au dix-huitième siècle: en versant de l'eau de Pyrmont sur la limaille de fer, on voit un joli spectacle: les bulles d'air entraînent de petites lamelles de fer jusqu'à la surface de l'eau, où ces bulles crèvent et puis la lamelle martiale retombe au fond. Si cet air ou plutôt cet esprit peut entraîner ces lamelles de fer, à plus forte raison peut-il aussi entraîner des particules ferrugineuses subtiles.

Ainsi, à Berlin, en 1767, on ne paraissait pas connaître les ex-

---

[1] *Iter medicum in aquas aquigraneas* (Eger).

périences de Venel, ni même les dissertations soutenues à Strasbourg.

Une autre grande question agitait alors les esprits : celle de l'origine de l'alcali minéral dans les *eaux acidules*. F. Hoffmann croyait que le *natron*, la soude, se produit par la transmutation des calcaires. Henckel, au contraire, proclamait que le natron étant la base du sel marin et du sel de Glauber, devait être fourni par ces deux sels ; comment ces sels se décomposent-ils pour produire l'*alcali minéral*? C'est ce que Henckel ne put éclaircir. On ne comprenait non plus comment dans les eaux acidules il y a à la fois un acide et un alcali manifestes, restant libres chacun sans se combiner pour produire un sel neutre. On eut recours aux explications les plus forcées.

Quittons maintenant l'Allemagne, où les chimistes rêvassaient de la manière la plus curieuse, pour nous rendre en France, ce pays qui, avant Lavoisier, ne rêvassait pas moins que l'Allemagne, en chimie et en médecine, s'entend. En 1750, F. Hoffmann était encore l'auteur le plus universellement vénéré en France.

En 1756, parut à Nancy la traduction de l'*analyse des eaux de Selters* de Hoffmann, par le docteur Leveling. Principe alcalin et principe volatil, spiritueux et aérien, voilà les deux grands principes des eaux acidules.

En 1772, parut à Paris le *Traité analytique des eaux minérales en général*, par le docteur Raulin, de Nancy, livre qui résume parfaitement l'état de la science balnéographique à cette époque en France.

Raulin fait voir que l'*esprit volatil éthéré minéral* de F. Hoffmann ne diffère en rien de la *vapeur minérale* d'Aristote et de Vitruve. Il montre encore que des physiciens modernes ne voulant pas admettre cet *esprit éthéré*, ont eu recours, pour expliquer les bulles d'air des *acidules*, à un air surabondant, un peu différent de celui qui habite dans les eaux des sources ordinaires (Venel). Raulin avait un instant adopté cette opinion de Venel, mais il se rétracte dans son traité, *en faveur de la saine physique*, et à propos de *saine physique*, il s'abandonne au lyrisme le plus vagabond et soutient un combat à outrance pour l'*esprit minéral éthéré* et contre l'*air surabondant*, quoique *différent* de Venel. Ces tournois, qui nous paraissent aujourd'hui si *moyen âge*, étaient alors des luttes grandioses, comme le sont aujourd'hui celles des matérialistes ou positivistes contre les spiritualistes ou supranaturalistes. C'est la lutte éternelle entre la *matière* et l'*esprit*. Les luttes sont toujours d'autant plus vives que le sujet est plus obscur. Citons un seul exemple emprunté à Raulin :

Les Champagnes mousseux imitent, en apparence, les *eaux acidules*, leur goût est semblable, mais ce n'est qu'un *rapport extrinsèque*. On ne peut pas comparer les vapeurs des liquides fermentés avec celles des *eaux acidules préparées par une nature sage et prévoyante*.

Raulin parle des sources de l'Alsace et des Vosges, ce qui prouve qu'il avait reçu la dissertation de Guérin, qu'il connaissait Günther, d'Andernach ; mais il a l'habitude de ne citer personne, partant pas de bibliographie locale. Les eaux minérales de France sont énumérées dans l'ordre alphabétique. Nous citerons celles d'Alsace et de Lorraine :

Artelsheim, Aspach, Avenheim, Bewald, Blotzheim, Bussang, Châtenois, Contrexeville, Gangolphe (Saint-), Heucheloup, Holzbad, Luxeuil, Niederbronn, Plombières, Pont-à-Mousson, Rixheim, *Seltz* ou *Selters*, *à neuf lieues nord de Strasbourg*[1], Soultz-les-Bains, Sulzbach, Sulzmatt, Toul, Wallbronn (près de Bitsche, eau bitumineuse dont parle Günther, d'Andernach), Wattwiller.

La thèse de Guérin, *De fontibus medicalis Alsatiæ*, est un fort beau travail pour l'époque ; il résume parfaitement l'état de la science analytique à Strasbourg en 1769. On y trouve une analyse des *eaux de Sulzmatt*, que personne ne paraît avoir mentionnée, et elle vaut bien celle des eaux de Sulzbach, par Haussmann. Elle est riche d'érudition chimique et médicale. Pour Guérin aussi, l'*esprit minéral éthéré* n'existe pas : c'est l'*air surabondant* de Venel.

Dans l'eau de Sulzmatt il y a 9 grains de matière saline par livre (500 grammes), dont 5 grains d'*alcali fossile*, 2 grains de *terre calcaire*, 1 grain de *terre argileuse*, 1 grain de *terre vitrescible* (*silice*). Ainsi les dissertations de Bœckler, de Haussmann, de Guérin rejettent l'*esprit éthéré* de Hoffmann, tandis que Raulin le retient avec force.

Nous arrivons maintenant au traité de Meglin sur *Sulzmatt*[2]. Depuis les dissertations latines susnommées, vers 1773-1776, il y eut un progrès chimique notable dû à Black, Priestley et Bergmann. Meglin sut en profiter. Mais il nage encore dans les pleines eaux du *phlogistique* ; c'est pourquoi son langage n'est pas tou-

---

[1] Il est vraiment incroyable avec quelle persistance les auteurs français ont doté la ville de Seltz (Bas-Rhin), des célèbres *eaux de Selters* (duché de Nassau). Pour un docteur de Nancy, la chose est d'autant plus étonnante, qu'en 1756 un docteur de cette ville, Levening, avait publié une traduction de l'analyse de l'eau de Selters, par F. Hoffmann, avec toutes les indications topographiques.

[2] *Analyse des eaux minérales de Sulzmatt, en Haute-Alsace*, par le docteur J. A. Meglin, in-8°, 1779.

jours clair pour les chimistes modernes. Après avoir cherché à déterminer les matières solides par les mêmes moyens que Spielmann et ses disciples, il arrive à parler de l'*esprit éthéré*, principe volatil, piquant et élastique. Les chimistes de notre siècle lui ont donné des noms différents, sans pour cela le connaître davantage ; les opinions étaient d'autant plus divergentes qu'on s'écartait davantage de la vraie connaissance de l'objet. Meglin rappelle les opinions et expériences de Venel ; il chercha à imiter ces expériences, surtout celle où, par la succussion, on chasse l'air d'une bouteille d'eau acidule dans une vessie vide vissée à la bouteille. Mais Venel était fort éloigné de soupçonner que l'air *surabondant* fût un *acide*. C'est ce que démontrèrent Priestley et Bergmann : ils appelèrent cet acide *gazeux* ou *aériforme*, acide aérien (*Luftsœure* ; voir Hœffer, *Hist. de la chimie*, II, 1142), *air fixé* (*fixed air*), ou *gaz crayeux* ou *méphitique*, capable de se combiner avec les alcalis, les terres et le fer, et de dissoudre ces deux derniers. Néanmoins ils n'étaient pas parvenu à prouver que c'est du *charbon brûlé*, cela était réservé à Lavoisier.

Meglin n'a rien trouvé dans l'eau de Sulzmatt qui n'y eût été constaté déjà par Guérin, si ce n'est que l'*air surabondant* de Venel est du *gaz acide méphitique*.

Nous avons encore à examiner deux notices sur Sulzbach : l'une datée de 1784, l'autre de 1789. La première est due à un célèbre médecin et professeur de Bâle, Achille Mieg[1]. C'est une brochure de 40 pages qui fait connaître l'état *social* de Sulzbach ; la fréquence des baigneurs, le régime suivi, la manière de boire les eaux, de s'y baigner, le genre de maladies trouvant du soulagement par l'usage de cette eau acidule. Mieg et sa femme firent à Sulzbach (en 1783) un séjour de trois semaines, pendant lequel Pfeffel (avec toute son école militaire) avait fait une excursion à Sulzbach. Mieg rappelle l'analyse de C. Haussmann, il admet avec lui l'*acide vitriolique éthéré* et le préfère au *vilain* mot de *gaz méphitique*, et au mot *faux* d'*air fixe*, « car cet air n'est rien moins que *fixe* : il fait éclater les bouteilles et sauter les bouchons, ce qui prouve peu de fixité. »

La brochure du docteur Beltz[2] ne fournit rien de nouveau. L'auteur rappelle les expériences de Haussmann. Il connaissait le

---

[1] *Ueber die Eigenschaften und den Gebrauch des Sauerwassers zu Sulzbach. Basel*, in-8°, 1784.

[2] *Description historique, chimique et médicale des eaux minérales de Sulzbach, en Haute-Alsace, dans la vallée de Saint-Grégoire.* Colmar, chez Neukirch, 1789 (mais écrit en 1782).

travail de Meglin sur Sulzmatt, et d'après lui il parle de l'air *fixe* ou *méphitique*. Beltz n'avait pas connaissance des travaux de Lavoisier sur l'*acide carbonique*, publiés dès 1781 (*Mém. de l'Académie*). Les expériences de Beltz sur le résidu de l'évaporation sont consciencieuses, mais elles ne vont pas au delà de ce qu'avait déjà constaté Ch. Haussmann.

Parmi les dissertations les plus remarquables sur les eaux minérales de l'Alsace vers la fin du dix-huitième siècle, il faut citer celle de Gérard *sur Niederbronn*[1]. L'auteur réfute complétement les erreurs contenues dans la thèse de Leuchsenring (1753); trente-six ans avaient passé sur cette thèse nécessairement très-arriérée. Gérard appelle *acide crayeux* l'air méphitique de Meglin (air *fixé* de Priestley). Il prétend que le fer et la chaux sont dissous dans l'eau de Niederbronn par l'acide *crayeux*. Gérard constata le premier le chlorure de *calcium* et de *magnésium* dans l'eau de Niederbronn, et il prouva qu'il n'y existe pas d'alcali minéral libre. Gérard cite Bergmann et Fourcroy, sans mentionner ni le titre ni la date de leurs ouvrages.

Nous voilà arrivé vers la fin de l'histoire des eaux minérales des Vosges pendant le dix-huitième siècle. Nous avons vu depuis 1717 jusqu'en 1750 les doctrines de F. Hoffmann universellement admises, c'est-à-dire l'existence dans les eaux acidules d'un esprit minéral éthéré jouant le rôle d'un acide ; puis la présence de l'*alcali minéral* (carbonate de soude), de la magnésie, de la chaux, de la silice, de l'argile, de la sélénite, du fer, du sel de Glauber et du sel de cuisine. Bientôt (1750-1769) l'école de R. Spielmann rejeta l'idée d'un esprit minéral, admettant l'*air surabondant* de Venel avec coexistence d'un *acide vitriolique subtil*. Enfin, de 1779-1789, reconnaissance d'un gaz spécial acide nommé *air fixe* ou *fixé* (Priestley), *gaz acide aérien* (Bergmann), *gaz acide crayeux* (Fourcroy), mais nulle part on ne retrouve encore le mot d'*acide carbonique* (Lavoisier, 1781).

Il faut arriver à l'année 1796 pour voir admis en Alsace les principes de Lavoisier par les professeurs de l'École centrale et de l'École de médecine. Tout ce que nous venons de dire confirme les belles paroles de Condillac que cite Lavoisier dans l'introduction de son immortel *Traité de chimie élémentaire*. Voici les paroles de Condillac :

« Au lieu d'observer les choses que nous voulions connaître,

---

[1] *Traité analytique et médical des eaux minérales et salines de Niederbronn*, par M. Gérard, médecin des hôpitaux à Haguenau. Strasbourg, chez Levrault, 1787.

« nous avons voulu les imaginer. De supposition fausse en suppo-
« sition fausse, nous nous sommes égarés parmi une multitude
« d'erreurs, et ces erreurs étant devenues des préjugés, nous les
« avons prises par cette raison pour des principes : nous nous
« sommes donc égarés de plus en plus. Alors nous n'avons su rai-
« sonner que d'après les mauvaises habitudes que nous avions
« contractées. L'art d'abuser des mots sans les bien entendre, a
« été pour nous l'art de raisonner...... Quand les choses sont par-
« venues à ce point, quand les erreurs se sont ainsi accumulées,
« il n'y a qu'un moyen de remettre l'ordre dans la faculté de pen-
« ser : c'est d'oublier tout ce que nous avons appris, de reprendre
« nos idées à leur origine, d'en suivre la génération et de refaire,
« comme dit Bacon, l'entendement humain.

« Ce moyen est d'autant plus difficile qu'on se croit plus ins-
« truit. Aussi des ouvrages où les sciences seraient traitées avec
« une grande netteté, une grande précision, un grand ordre, ne
« seraient-ils pas à la portée de tout le monde. Ceux qui n'auraient
« rien étudié les entendraient mieux que ceux qui ont fait de
« grandes études, et surtout que ceux qui ont écrit beaucoup sur
« les sciences.

« Mais enfin les sciences ont fait des progrès, parce que les phi-
« losophes ont mieux observé, et qu'ils ont mis dans leur langage
« la précision et l'exactitude qu'ils avaient mises dans leurs obser-
« vations ; ils ont corrigé la langue et l'on a mieux raisonné. »

Toutefois honorons le zèle dont tous nos savants rhénans ont
fait preuve pendant cette grande époque, notamment J. Reinbold
Spielmann, qui avait osé briser avec l'*esprit éthéré* des eaux acidules et le remplacer par un *air* auquel pourtant il fut obligé
d'associer un *acide vitriolique subtil*. Rendons hommage à l'érudition profonde de R. Spielmann et de ses disciples, qui ont su admirablement seconder leur maître, notamment Leuchsenring,
Kratz, J. Bœckler, Ch. Haussmann et Guérin. Nous allons traiter
maintenant de l'*histoire géologique* de nos sources minérales : nous
aurons l'occasion d'assister à des combats bien autrement *chauds*
que ceux allumés par la discorde entre les chimistes.

Ici finit a première partie de notre travail. Avec Lavoisier et
avec l'année 1789 commence une ère nouvelle. Le *phlogistique* de
Stahl se meurt et l'*oxygène* de Lavoisier va dominer à sa place.

Un nouveau monde chimique surgit et de vastes horizons s'ou-
vrent devant les naturalistes.

SECONDE PARTIE.

GÉOLOGIE DES EAUX MINÉRALES.

Opinions des auteurs rhénans à cet égard depuis le seizième siècle jusqu'à 1789.

Ce chapitre sera bien plus court que celui consacré aux idées chimiques. Günther, d'Andernach, admet un *feu intérieur* : « *Ignis in terræ visceribus latitans qui, certi cujusdam fomitis pastu immortalis existit, alias statim emoriretur et evanescerit... Sulfur et bitumen ignis in terra fomites sunt.* » Voilà donc un feu intérieur de la terre dont le foyer immortel est entretenu par le *soufre* et le *bitume.*

Platon (Phédon) déjà avait admis son *Barathron* et *Pyriphlegeton*, Paracelse son *Ilias mystique*, Van Helmont son *Mare internum*, Kircher son *feu intérieur*, qu'il place au centre de la terre et qu'il regarde comme la cause efficiente des *cavernes fumantes*, des *volcans* et des *eaux thermales*[1]. Pour se rendre compte des éruptions volcaniques, le moyen âge avait aussi ses explications. Le bon Dieu avait ordonné à telles eaux de sortir chaudes de la terre, à telles autres de ne présenter qu'une température tiède ou froide. Cette intervention de la sagesse et de la toute-puissance divines n'a pas satisfait les naturalistes moins religieux ou plutôt moins crédules.

Une opinion plus poétique fut admise par quelques mystiques : des eaux thermales sont les *chaudes larmes* versées dans l'enfer souterrain par les *anges déchus !*

D'autres, plus prosaïques, croyaient que les rayons solaires pénètrent assez profondément dans la terre pour échauffer les eaux souterraines. D'autres encore croyaient pouvoir attribuer aux vents ou aux ouragans la chaleur des eaux thermales.

L'opinion de Günther, qui est aussi celle d'Agricola et de Kircher, domina à partir de 1550. Un feu intérieur, entretenu par le soufre et le bitume, paraissait une explication parfaitement suffisante, et jusqu'au milieu du dix-huitième siècle cette opinion fut à peine contestée ou contredite, tellement elle paraissait plausible aux savants de l'*Université de Strasbourg*. Néanmoins, dès le commencement du dix-huitième siècle, quelques opposants osèrent objecter que, tout en reconnaissant que les volcans et les eaux

---

[1] Ces notions historico-scientifiques sur les volcans sont longuement exposées dans le *Cosmos* de Humboldt, 4ᵉ vol. Toute la mythologie grecque est farcie de fables relatives au *Tartare*, à l'*Encelade*, à *Typhon* etc.

thermales ont une origine identique, il n'était pourtant pas probable que ce feu souterrain fût un *feu matériel* (c'est-à-dire un brasier avec flammes); car dans cette hypothèse les volcans seraient continuellement en activité et ne présenteraient pas les longues intermittences de repos qu'on observe.

Par conséquent les matières inflammables s'accumulent, puis à un moment donné elles brûlent ; celles-ci une fois consumées, le volcan rentre dans le repos, jusqu'à ce que une nouvelle accumulation des matières inflammables permette au feu de se rallumer, et ainsi de suite. On dit encore que ce feu, n'existant qu'au centre de la terre, doit être la cause des eaux thermales ; or du centre de la terre à sa surface il y a loin, dans ce trajet l'eau aurait eu le temps de se refroidir ; et pourtant elle sort fréquemment bouillante du sol. Donc la cause de la chaleur souterraine ne peut pas être aussi profonde que ne l'est le centre de la terre. D'autre part, si la source calorifique était plus rapprochée de la surface de la terre, il y a longtemps que la Sicile et l'Islande et le royaume de Naples seraient complétement consumés. Ces arguments se trouvent détaillés dans Zückert (livre cité). On y trouve encore l'exposé d'autres opinions ; par exemple :

« La chaleur interne de la terre dépend de masses d'eau en mouvement rapide. Les molécules, frottées les unes contre les autres, déterminent une augmentation de température. Des expériences directes, par exemple une roue se mouvant avec une extrême rapidité dans une auge remplie d'eau, démontrent que l'eau ainsi frottée et battue s'échauffe d'une manière imperceptible. »

D'autres ont pensé que les eaux, rencontrant de la chaux calcinée au sein de la terre, s'échauffent au contact de ce minéral. F. Hoffmann objecta déjà que cette chaux calcinée supposerait une chaleur antérieure à sa calcination. Et puis ces masses de chaux vive, une fois éteintes, ne fourniraient plus de chaleur.

Blondel croyait que la chaleur des eaux thermales provient de grandes masses d'acide sulfurique, rencontrant des alcalis et des métaux. Leur union ou combinaison (dans les laboratoires) détermine en effet une grande augmentation de chaleur ; déjà la combinaison de l'eau et de l'huile de vitriol engendre une grande chaleur. Mais, dit Zückert, comment expliquer cette énorme quantité d'huile de vitriol au sein de la terre ? Puis les métaux et alcalis seraient bientôt neutralisés et la chaleur cesserait !

Enfin, les premiers chimistes et balnéographes du dix-huitième siècle, Léméry, Lister, Hoffmann, Berger, Seip, Springsfeld eurent recours aux pyrites ou sulfures métalliques, notamment à ceux de fer et de cuivre. On supposait que des couches de pyrites, au contact de l'eau et de l'air, s'échauffent en se transformant en sulfites et sulfates. La chaleur produite par la combustion des pyrites est souvent tellement grande que, dans ces localités, l'on voit des colonnes de fumées sulfureuses s'élever dans les airs.

Ainsi au milieu du dix-huitième siècle tous les balnéographes et chimistes-philosophes attribuaient à la combustion des pyrites l'activité des volcans et la chaleur des eaux thermales.

Zückert admet cette opinion avec enthousiasme et la défend avec une chaleureuse conviction. Il cite un fait assez curieux mentionné par Henri de Rochas dans le *Theatrum chymicum.* Argentorati 1661, chapitre intitulé : *Tractatus de obs. novis et vera cognitione aquarum mineralium.* On y lit que Rochas avait poursuivi une source chaude située dans le canton de Luzerne, que pendant cette poursuite on était arrivé à un point où elle était tout à coup froide. Rochas en conclut que la source avait subitement coulé sur un sol qui lui a fourni la chaleur. Il rapporta quelques poignées du sol où l'eau avait acquis soudainement sa haute température, et après avoir examiné cette terre, il trouva qu'elle était pyriteuse.

Seip et Zückert démontrent donc que la chaleur des eaux thermales est due exclusivement aux pyrites en ignition ; on admet même que les pyrites se reforment constamment, ce qui explique la constance de la température des eaux thermales (*So sieht man hieraus dass diese Mineralien tæglich nachwachsen*), absolument comme les polypiers. Voilà ce qu'on enseignait il y a cent ans ! A Strasbourg pourtant on ne voulait pas mordre à ces doctrines et l'on se maintenait dans un doute philosophique et prudent. Ces doutes étaient surtout inspirés par l'absence du fer et de l'esprit sulfureux (acide carbonique) dans quelques thermes telles que Pfeffers, Baden, Louèche. Alors on répliquait que si ce ne sont pas les pyrites qui dans ces cas produisent la chaleur, c'est la fermentation des gypses et des argiles qui l'engendre. Plus que jamais les paroles de Condillac citées plus haut sont applicables dans cette circonstance.

Les auteurs strasbourgeois, R. Spielmann et ses élèves, refusent d'entrer dans ces questions géologiques obscures ; ils craignent tous de s'aventurer dans ces régions ténébreuses. On cite Seip, Springsfeld, Blondel, Berger, mais on se déclare incompétent ; on ne veut pas se compromettre. D'ailleurs la géologie était à Strasbourg une science fort peu cultivée par les professeurs de l'Université. C'était aux professeurs de chimie et d'histoire naturelle qu'incombait le soin d'enseigner le *règne minéral.* Mais ni Spielmann ni Hermann ne s'occupaient avec amour de cette science, inculte à cette époque. Spielmann s'occupait plus particulièrement de chimie, de botanique et de matière médicale, et Hermann de zoologie et de botanique. Nos catalogues de bibliographie alsacienne connaissent très-peu de notices, traités, dissertations minéralogiques sortis des presses strasbourgeoises pendant le dix-huitième siècle; par exemple: Binninger, *Oryctographia agri buxovillani*. Arg. 1762. Treutlinger, *Dè aurilegio in Rheno*, 1776, et puis le livre du baron Dietrich *sur les gîtes de minerais, forges, salines* etc., 1789[1]. Mais en général la géologie est une science complétement abandonnée à Strasbourg avant 1789; l'*Essai d'une minéralogie alsacienne* par Graffenauer, en 1806, ne parle de la géologie alsacienne que d'une manière très-rudimentaire. Dans son chapitre des *Eaux minérales*, l'auteur ne touche même pas à l'origine géologique de celles-ci! On tâche partout d'éloigner de soi ce calice, je ne dirai pas *amer*, mais trouble ou redoutable. Il faut arriver aux temps modernes pour trouver dans nos régions alsato-rhénanes des auteurs qui, à propos du soulèvement du Kaiserstuhl, ont émis des opinions sur le travail pyrétique dans l'intérieur de la terre. Al. de Humboldt (*Cosmos*, 2e livre du 4e volume) a soumis toutes ces opinions à la critique la plus rigoureuse.

Notre but dans cette notice est de ne parler que des travaux originaux publiés par des auteurs rhénans et nous devons l'avouer, nous n'avons rencontré que bien peu de savants qui aient voulu aborder ces questions *brûlantes* dans les régions alsatiques. Ce n'est qu'à partir de 1825 que M. Voltz commence l'étude géologique des Vosges; il est bientôt secondé par M. J. B. Mougeot. M. Daubrée continue ces études, et dans sa *Géologie du Bas-Rhin* il expose ses opinions et les résultats de ses recherches. Des hommes étrangers à notre province contribuent à éclaircir la géologie vosgienne: nous citerons MM. Rozet, Élie de Beaumont, Adolphe Brongniart; les ingénieurs prussiens: v. Dechen, Œynhausen et de La Roche. A Bâle, Pierre Merian; à Fribourg, von Ittner, Frommherz et Eisenlohr; à Heidelberg, Bronn, C. de Leonhard; à Carlsruhe, Walchner, Al. Braun, Schlossberger, Julius Schill, Klauprecht. En Lorraine, citons les travaux de MM. Hogard, de Billy, Godron; dans la Haute-Saône, ceux de M. Thirria; dans le Jura, ceux de notre regrettable ami Jules Thurmann. Dans les derniers temps, mentionnons les mémoires de MM. Ed. Collomb, J. Kœchlin-Schlumberger, W. Ph. Schimper, Scipion Gras, D. Doll-

---

[1] Citons encore quelques dissertations sur le bitume de Bechelbronn et de Lobsann, mentionnées dans le livre de M. Daubrée, p. 440.

fus-Ausset. Mais, nous le répétons, en citant les noms si honorables de ces géologues, nous n'avons voulu que mentionner leurs travaux géologiques en général, et présenter à nos lecteurs le *bataillon sacré* de nos géologues rhénans modernes. Nous devons encore signaler les auteurs palatins et prusso-rhénans; ces derniers constituent une phalange formidable formée par les Bischoff, Nœggerath, v. Dechen, Weber, Kaltenbach etc. Mais tout cela nous éloigne de Strasbourg, qui seul devait nous servir de base d'opération. D'ailleurs, notre intention dans cette petite notice ayant été de ne pas nous aventurer au delà 1789, nous devons remettre à une publication ultérieure l'examen des travaux modernes relatifs à la géologie des *eaux minérales acidules* de nos régions rhénanes.

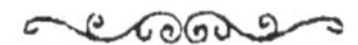